I0787932

Gesund Abnehmen

15 simple Tricks zum einfachen abnehmen

Inhaltsverzeichnis

Wiegst Du einige Kilos zu viel und träumst von einem gesunden attraktiven Body? Hast Du schon viele Diäten ausprobiert, aber keine langfristigen Erfolge erzielt? Bist Du frustriert und möchtest Deinem Leben endlich eine Wende geben?

Abnehmen für Frauen zeigt Dir, wie Du mit einfachen Mitteln Deinen Traumkörper erlangst. Vorbei die Zeiten, in denen Du hungern oder Dich quälen musstest, um nur ein paar Pfund loszuwerden. Dieses Buch wird Dir helfen, mit den besonderen Gegebenheiten Deines Körpers so umzugehen, dass Du innerhalb kürzester Zeit Dein Wunschgewicht erreichen kannst. Ich zeige Dir:

- Wie sich der weibliche Abnehmprozess vom männlichen unterscheidet
- Warum Diäten oft mehr schaden als nützen
- Welche Ernährung die richtige für Dich ist
- Wie Du richtig mit Kalorien umgehst
- Wie Du den richtigen Sport und das richtige Fitnessstudio für dich findest
- Welche kleinen Tricks Dich im Alltag bei Deinem Vorhaben unterstützen

Mit diesem Buch hältst Du den Schlüssel für eine schlanke Zukunft und ein neues Lebensgefühl in Händen!

Vorweg Einmal

Kaum eine Frau ist zu 100 % zufrieden mit Ihrem Körper und wenn wir ganz ehrlich sind, vermutlich sogar keine. Selbst Supermodels lassen uns in Interviews wissen, dass sie Ihre scheinbar makellosen Körper ganz und gar nicht perfekt finden. Inwieweit dies wirklich stimmt oder uns Normalo-Frauen nur ein gutes Gefühl geben soll, sei dahingestellt. Tatsache ist aber, dass jede von uns es selbst in der Hand hat, mit ihrem Körper so umzugehen, dass er dem eigenen Schönheitsideal entspricht. Dabei ist natürlich die höchste Priorität fit und gesund zu bleiben. Bei schiefen Zähne oder krummen Nasen können wir eigenmächtig nicht viel verändern, diese müssen akzeptiert oder professionell bearbeitet werden. Doch lästige Fettpölsterchen oder fieses Bauchfett fallen in unsere ganz eigene Verantwortlichkeit und können deshalb auch von uns ganz alleine zum Schmelzen gebracht werden.

Genau dabei wird Dir dieses Buch helfen. Es zeigt Dir, wie Du in überschaubarer Zeit Deinen Wunschkörper bekommst und dabei weder leiden noch hungern musst. Lass Dich auf das Buch ein, lies es mit Bedacht und befolge meine Tipps. Ich kann Dir versprechen, dass, Du bald nicht nur die Pfunde purzeln siehst, sondern auch ein neues positives Körpergefühl erleben wirst. Dieses neue Gefühl für deinen Körper wird Dich attraktiver und selbstsicherer machen. Alles was Du hierfür brauchst, ist eine Entscheidung, die Dir niemand abnehmen kann:

- Willst Du Dich wirklich mit Deinem Körper, Deinem Essverhalten und Deiner allgemeinen Art durchs Leben zu gehen beschäftigen?

- Bist Du bereit, neue Wege zu beschreiten und den schönen, selbstsicheren Menschen, der in Dir schlummert, ans Licht zu lassen?

Nimm Dir Zeit für die Beantwortung, denn diese Reise wird auch ihre anstrengenden Tage haben. Wer nicht bereit ist, an sich zu arbeiten, wird auch keine langfristigen Erfolge erzielen und die Frustration, die entsteht, wenn man nach wenigen Tagen schon aufgibt, möchte ich Dir nicht zumuten. Wenn Du also nur nach Tricks suchst, um in zwei Wochen auf einem ehemaligen Jahrgangstreffen etwas darzustellen was Du nicht bist, um danach wieder in Deine üblichen Verhaltensmuster zurückzufallen, möchte ich Dir lieber raten, dieses Buch wieder beiseite zu legen.

Hast Du hingegen vor, langfristig zweifelhafte Gewohnheiten abzulegen und Deinem Körper Gutes zu tun, indem Du ihn so behandelst, dass er die beste Form seines Lebens bekommt, bist Du hier genau richtig, denn dieses Buch erklärt Dir ganz genau, wie Du die Figur bekommst und hältst, von der Du träumst.

Entscheidung getroffen? Du willst durchstarten für ein positives Körper-und damit Lebensgefühl? Prima, dann lass uns anfangen!

Kapitel 1

Abnehmen – Warum ist es so schwer für Frauen?

Kannst Du wirklich weniger als 500 Gewicht zu verlieren ist nie einfach, doch abgesehen von unserer Anstrengung und Selbstdisziplin spielen auch andere Faktoren mit in unsere Erfolgsbilanz hinein. So ist es bis zu einem Alter von 30 Jahren deutlich einfacher, überflüssige Kilos loszuwerden als in höherem Alter, doch auch das Geschlecht spielt eine Rolle.

Auch wenn es sicher Ausnahmen gibt, stehen Frauen gemeinhin unter größerem Druck, einem äußerlichen Idealbild zu entsprechen. Während Männern bei leichtem Übergewicht eher ein Wohlstandsbäuchlein bescheinigt wird, gibt es für Frauen kein ähnlich nettes Wort für übermäßiges Bauchfett.

Doch stehen Frauen nicht nur unter größerem Stress, ungerechterweise ist es für uns auch schwieriger, dauerhaft abzunehmen. Dies liegt in unserer körperlichen Konstitution begründet. Um also erfolgreich Gewicht zu verlieren, ist es wichtig, dass Du genau weißt, wie Dein

Körper funktioniert und worauf Du achten musst.

Vielleicht erinnerst Du Dich noch an Deine Pubertät und wie sich Dein Körper in dieser Zeit verändert hat. Während aus Jungs Männer werden, sie breitere Schultern, stärkere Arme und generell mehr Muskeln ausbilden, verläuft der Wandel vom Mädchen zur Frau deutlich anders. Wir werden runder, bekommen Brüste und stärkere Popos, breitere Hüften und Oberschenkel. Unser Körper bereitet sich darauf vor, Kinder austragen und Gebären zu können und legt hierfür unter anderem ein nicht geringes Maß an Fettreserven an.

Auch in Zeiten der Schwangerschaft legt der weibliche Körper weitere Fettreserven an, da die Schwangerschaft und die folgende Stillzeit eine Menge Energie fordern. Leider verschwinden diese nicht von allein wieder.

Zudem führt der weibliche Zyklus immer mal wieder zu hormonellen Umstellungen, die sich auch in Gewichtsschwankungen niederschlagen können.

Dieses Erbe der Natur müssen wir annehmen und auch Du musst Dir bewusstmachen, welche Ziele für Dich wirklich realistisch sind. Eine Frau mit großem Busen und starken Hüften wird auch nach einer Diät nicht aussehen wie Kate Moss, egal wie diszipliniert sie zu Werke geht.

Unfreundlicherweise führt dieser Unterschied zum männlichen Geschlecht auch dazu, dass es für Frauen deutlich schwieriger ist abzunehmen. Ein Mann verfügt bei gleichem Gewicht über ein geringeres Maß an Körperfett und über deutlich mehr Muskelmasse. Diese Muskeln sorgen wiederum dafür, dass Fett schneller verbrannt wird. Männer können somit deutlich mehr Kalorien zu sich nehmen ohne negative Konsequenzen fürchten zu müssen.

Umgekehrt führt bei Frauen eine enorme Reduktion der Kalorienmenge dazu, dass schnell Muskeln abgebaut werden: Der weibliche Körper möchte seine Reserven behalten.

Stress und eine ungesunde Lebensweise sind für keinen Körper gut, der weibliche reagiert aber oft sensibler auf negative äußere Faktoren als der männliche. Studien zufolge fühlen Männer bei Stress vermehrt das Bedürfnis, sich bewegen und auspowern zu wollen. Frauen hingegen suchen ihren Ausgleich oft in Ruhe und Trost und ziehen sich auf die heimische Couch zurück.

Ein weiterer Faktor ist das Stresshormon Cortisol, welches Forschern zufolge vom weiblichen Gehirn schneller ausgeschüttet wird, als vom männlichen. Als Auswirkung des Cortisols sind unter anderem Heißhungerattacken bekannt.

Viele Männer sehnen sich in solchen Situationen nach einem Steak und anderen deftigen, eiweißreichen Nahrungsmitteln, die ihrem inneren Verbrennungsmotor zugutekommen. Frauen hingegen bevorzugen oft Schokolade und andere Süßigkeiten, die sich natürlich sofort auf den Hüften niederschlagen.

In diesem Kontext sei erwähnt, dass Männer auch zum Abnehmen eher auf Sport setzen, wohingegen Frauen sich zumeist durch Diäten Erfolge versprechen. Wie Du später in diesem Buch lesen wirst, ist es aber genau die sportliche Betätigung, die Dir nachhaltig zu Deiner Traumfigur verhilft. Lediglich die Kalorienzufuhr zu begrenzen, führt in den allermeisten Fällen zum unerwünschten Jojo- Effekt.

Auf den folgenden Seiten wirst Du lernen, wie Du mit den Herausforderungen, vor die Dein Körper Dich möglicherweise stellt, so umgehen kannst, dass Du dennoch Dein Ziel erreichst und dauerhaft Dein Wunschgewicht halten hältst.

Diäten und ihre Nebenwirkungen

Du hältst dieses E-Book in der Hand, vermutlich hast Du schon die eine oder andere Diäterfahrung gemacht. Hmm, und, da Du dieses E- Book in der Hand hältst, hat keine Diät den erhofften langfristigen Erfolg gebracht. Ob Kohlsuppen-, Saft- oder Atkins- Diät oder die altbekannte FDH (Friss Die Hälfte), von überall schreien uns Diätvorschläge an, sagen uns, dass wir in nur 10, 20 oder 30 Tagen sagenhafte 5, 10 oder 20 Kilo abnehmen können, wenn wir die vorgeschlagenen Anweisungen nur gewissenhaft befolgen. „Petra", „Brigitte" und „Amica" sind plötzlich nicht mehr nur unsere Freundinnen, sondern auch Ernährungsberater und Drill Instruktor in Personalunion. „Iss dies, verzichte auf jenes, halte Dich an unsere Rezepte!", dann ist alles ganz leicht und die Bikini- Figur nur ein paar entbehrungsreiche Tage entfernt.

Alternativ lockt die Pharma- Industrie mit allerhand Zaubermittelchen und -Präparaten, die Sättigung oder erhöhte Fettverbrennung versprechen. Du musst nichts Anderes tun, als ein paar Euro zu investieren und ruck zuck sieht

Dein Körper aus, wie der eines Victoria- Secret Engels. Einfach so.

Das da etwas nicht stimmen kann, ist uns allen klar, dennoch hoffen wir auf das Wunder: Einen schönen, schlanken, attraktiven Körper ohne Zeit- und Energieaufwand. Und die, die diese Illusion offerieren, reiben sich die Hände, denn wir kaufen ihre Zeitschriften, ihre Pillen und Pülverchen und geben die Verantwortung für unseren Körper an sie ab. Stopp!

Diätpillen und Nahrungsergänzungsmittel sind nicht nur überteuert und vermitteln einen völlig falschen Eindruck davon, wie wir mit unserem Körper umgehen sollten, im Zweifelsfall sind sie sogar ernsthaft gesundheitsgefährdend. Versuche nicht, Deine Fettverbrennung chemisch anzukurbeln oder Deinen Hunger durch zweifelhafte Mittel einzudämmen. Dies wirkt sich negativ auf Deine Körperfunktionen aus und entfernt Dich nur noch weiter von einem gesunden, bewussten Körpergefühl.

Was aber passiert bei einer Diät, wenn wir uns zwei Wochen nur von Kohlsuppe, nur von proteinreichem Fleisch, nur von Obst und Tee ernähren?

Zunächst lässt sich eines nicht leugnen: Wer tatsächlich durchhält und sich haargenau an die vorgegebenen Regeln hält, wird bei einer Diät vermutlich schnell Erfolge auf der Waage sehen. Kein Wunder, denn wer seine Kalorienzufuhr auf 500 pro Tag runterfährt, kann nur abnehmen.

Unser Körper benötigt Energie und diese zieht er aus der Nahrung, den Kalorien, die er verbrennt. Wer weniger isst, als der Körper verbrennt, zwingt ihn, an seine Reserven zu gehen. Hier aber liegt die Krux der Geschichte: Ein Körper, dem die Energiezufuhr gekappt wird, fühlt sich in eine Hungersnot versetzt und wird alles aufbieten, um zu überleben. DerKörper sorgt also dafür, dass er möglichst gut mit der wenigen Energie, die ihm zugeführt wird, auskommt. Anstatt nun die wertvollen Fettreserven anzugehen, verliert er zunächst Wasser und wendet sich dann den Muskeln zu. Diese verbrauchen am meisten Energie und sind somit in der natürlichen Logik als erste abzubauen.

Wer nach einiger Zeit die fünf oder zehn angepeilten Kilo verloren hat, ist eher schwächlich als schlank. Als besonderes Gimmick weiß unser Körper natürlich nicht, dass die erzwungene Hungersnot vorbei ist, und wird, sobald Du Dich wieder normal ernährst, dafür sorgen, jede Menge Fettreserven anzulegen, damit auch das zukünftige Überleben gesichert ist.

Das übliche Resultat einer brachialen Diät ist also der sogenannte „Jojo- Effekt": Du nimmst zwar recht schnell recht viel ab, legst dafür aber nach Beendigung umso schneller umso mehr wieder an Gewicht zu. Zusätzlich hast Du an Muskelmasse verloren und Deinem Körper vermutlich weitere Schäden zugefügt. Denn seien wir ehrlich, Du enthältst deinem Körper bei einer Diät wichtige Nährstoffe vor.

Allgemein gilt also: Finger weg von Programmen oder Mitteln, die Dir versprechen, DIE eine Lösung gefunden zu haben, die aus einem zu dicken Körper ganz schnell eine Traumfigur zaubert.

Kapitel 2

Essen ist nicht der Feind!

Seit jeher spielen Diäten mit Missverständnissen und unserer Gutgläubigkeit. Sie machen uns glauben, wir müssten hungern um unser Gewicht zu reduzieren. Um es auf den Punkt zu bringen: Das ist Unsinn! Du musst Deinem Körper keine erdachte Katastrophe aufzwingen, um abzunehmen. Auf lange Sicht bringt das keine Erfolge und Du setzt Dich und Deinen Körper nur unnötigem Druck aus. Nach einiger Zeit wirst Du feststellen, dass das alles so für dich nicht funktioniert: Das Essen ist zu wenig und nicht befriedigend. Deine Laune verschlechtert sich und Du hast unangenehme Nebenwirkungen wie Schwächeerscheinungen und Kopfschmerzen. An diesem Punkt brechen viele von uns ihr Vorhaben ab und gönnen sich eine Extraportion Frustration, die wiederum zu einer Extraportion Essen führt, die sich auf der Waage und den Hüften zeigt und... ich denke, Du weißt, was ich meine.

Gelange nicht an diesen Punkt, sondern erkenne, dass es nicht darum geht, nicht zu essen. Ja, es geht nicht mal darum, wieviel Du isst. Der ausschlaggebende Punkt ist, WAS Du isst.

Im Folgenden lernst Du, welche Nährstoffe Dich unterstützen und von welchen Du lieber die Finger lässt:

1. Kohlenhydrate

Seit einiger Zeit kursiert die Vorstellung, der Verzehr von Kohlenhydraten sei verantwortlich für Übergewicht. Deshalb soll man diesen Grundbaustein der Nahrungsmittel angeblich am besten ganz aus der Ernährung streichen. Dies ist so nicht ganz richtig, denn Kohlenhydrate sind wichtige Energielieferanten für unseren Körper. Es ist aber auch nicht ganz falsch, denn viele Lebensmittel, die reich an Kohlenhydraten sind, solltest Du tatsächlich vermeiden. Sie enthalten viel zu viel Zucker und sind somit Dickmacher. Zudem lassen sie das Risiko von Herz-Kreislauferkrankungen deutlich steigen.

Unterschieden wird zwischen einfachen und komplexen Kohlenhydraten. Verzichte auf einfache Kohlenhydrate, wie sie in Zucker und weißem Mehl enthalten sind, wenn Du abnehmen und danach Dein neues Gewicht halten möchtest. Einfachen Kohlenhydrate lassen den Blutzuckerspiegel rapide ansteigen und liefern so sehr schnell Energie. Da Dein Körper sie aber insgesamt sehr zügig verarbeitet, fällt der Blutzuckerwert auch genauso schnell wieder ab. Dies führt dann zu Energielosigkeit und weiteren Hungerattacken. Süßigkeiten, Gebäck, Marmelade und Fast Food torpedieren jeglichen Abnehmversuch und sollten somit von Deinem Speiseplan gestrichen werden.

Anders verhält es sich mit den komplexen Kohlenhydraten. Diese finden sich in Gemüse, Vollkornprodukten und Hülsenfrüchten. Da der Körper länger braucht um sie zu verwerten, ist ein längeres Sättigungsgefühl und ein länger andauerndes hohes Energielevel gegeben.

2. Eiweiß

Der zweite Grundbaustein unserer Ernährung ist das Eiweiß. Eiweiß bietet Dir beim Abnehmen gleich mehrere Vorteile: Zum einen ist es dafür zuständig, Zellstrukturen aufzubauen und zu erneuern, was gerade beim Sport für den Muskelaufbau ausschlaggebend ist. Deshalb bieten viele Fitnessstudios Eiweißdrinks an, die das Gewebe nach dem Training unterstützen. Zum anderen sind eiweißhaltige Produkte besonders lange sättigend. Du schlägst also zwei Fliegen mit einer Klappe: Wenn Du viel Eiweiß zu Dir nimmst, unterstützt Du den Aufbau von Muskeln, die für die Fettverbrennung zuständig sind. Außerdem bist Du länger satt und nimmst dadurch weniger Kalorien zu Dir.

3. Fette

„Fett" klingt schrecklich, egal in welcher Hinsicht. Du musst aber wissen, dass Fett nicht gleich Fett ist. Versuche also auf keinen Fall, komplett auf fetthaltige Lebensmittel zu verzichten. Wie bei den Kohlenhydraten ist es auch bei den Lipiden ausschlaggebend, dass Du „gute" von „schlechten" Nährstoffen unterscheiden kannst. Fettbausteine werden gemeinhin in gesättigte und ungesättigte Fettsäuren unterteilt. Gesättigte Fettsäuren findest Du gerade in stark verarbeiteten Lebensmitteln, wie Fertiggerichten, Wurst, Mayonnaise, Chips und Schokolade. Meide diese, denn ihr Fettanteil schlägt sich direkt auf Deinen Hüften nieder.

Ungesättigte, empfehlenswerte Fettsäuren hingegen findest Du in natürlichen Produkten wie fettigem Fisch (bspw. Hering und Makrele), Nüssen, Sprossen und Pflanzenölen. Sie versorgen Deinen Körper nachhaltig mit Energie. Diese Nährstoffe brauchst Du, da Dein Körper sie nicht selbst produzieren kann. Für bestimmte Abläufe ist er aber auf sie angewiesen.

Um abzunehmen musst Du also alle drei Grundbausteine in Deine Ernährung einbeziehen. Verzichte auf ungesunde Bestandteile und entscheide Dich für den bewussten und ausgewogenen Einsatz der gesunden Nährstoffe. Nur so führst Du Deinem Körper alle Stoffe zu, die er braucht, um zu funktionieren und die ungeliebten Fettpölsterchen effektiv verbrennen zu können.

4. Trinken, Trinken, Trinken

Haben wir nicht alle schon mal den Kopf geschüttelt über Stars, die ihre scheinbar makellose Figur mit „ausreichend Schlaf und viel Wassertrinken" erklären? Natürlich investieren die Damen deutlich mehr in Ihren Körper. Trotz allem, so ganz aus der Luft gegriffen ist diese Erklärung aber nicht:

Trinke von nun an vor jeder Mahlzeit ein ordentliches Glas Wasser. Wie viele Menschen bist auch Du Dir vielleicht oft nicht bewusst darüber, dass Du gar nicht so hungrig bist wie Du denkst, sondern vor allem durstig. Zudem braucht Dein Körper das Wasser, um Nährstoffe wie z.B. Eiweiß, optimal verwerten zu können. Nimm also mindestens zwei bis drei Liter täglich zu Dir. Bei schweißtreibendem Sport natürlich noch mehr. Verzichte auf Säfte und Softdrinks, diese steigern nur Deine Kalorienbilanz. Wenn einfaches Wasser Dir zu geschmacksneutral ist, „pimpe" es ruhig mit einer Scheibe Orange oder Zitrone und mit Minze auf. Das erfrischt und unterstützt Deinen Körper bei der ihm gestellten Aufgabe.

Die Sache mit den Kalorien

Eines vorweg: Striktes Kalorienzählen verdirbt die Laune und den Genuss. Niemand möchte mit Dir essen gehen, wenn Du ununterbrochen mit Rechenübungen beschäftigt bist. Entwickle ein gesundes Gespür und leg nicht jedes Salatblatt auf die Goldwaage.

Um Dein Idealgewicht zu erreichen und langfristig zu halten, musst Du ein Gefühl dafür entwickeln, wieviel Energie Dein Körper wirklich braucht. Lerne, welche Lebensmittel ihm diese zur Verfügung stellen und um welche Du lieber einen Bogen machen solltest, da sie Dich dick und träge machen.

Setze Dich hierfür mit dem Brennwert Deiner Nahrung, also den Kalorien, auseinander. Sie sind ein guter Richtwert, um Deine Ernährung so einzustellen, dass Du Deinem Idealgewicht Schritt für Schritt näherkommst.

Im Grunde ist es ganz einfach: Dein Körper braucht, um zu funktionieren, Energie, die er in Form von Kalorien zu sich nimmt. Wenn Du mehr Kalorien aufnimmst, als Du verbrennst, nimmst Du zu. Wenn Du mehr verbrennst, als Du Dir an Kalorien zuführst, nimmst Du ab.

Kreiere also ein Kaloriendefizit, um abzunehmen. Achte dabei darauf, dass dieses nicht zu groß ist. Wenn Du zu wenig Kalorien zu Dir nimmst, schädigst Du Deinen Körper. Du wirst schlapp und antriebslos und versetzt Dich in die schon genannte Situation einer künstlichen Hungersnot.

Die wichtigsten Fragen für die optimale Kalorienzufuhr sind:

Welchen Energiebedarf hast Du?

Wieweit kannst Du von ihm abweichen, ohne Dir zu schaden?

Nimm Dir einen Taschenrechner, denn jetzt finden wir die Antworten!

5. Der Grundumsatz

Kenne Deinen Grundumsatz! Das ist die Menge an Kalorien, die Dein Körper jeden Tag verbrennt, ohne dass du Dich sonderlich anstrengst. Diese Energie wird für all die Prozesse aufgewandt, die ohne Dein aktives Zutun im Körper geschehen. Es handelt sich also vereinfacht gesagt um die Energie, die Dich am Leben erhält. Wenn Du es ganz genau wissen möchtest, wende Dich an Deinen Arzt, er kann Deinen exakten Kalorienverbrauch anhand medizinischer Tests bestimmen. Einen recht treffenden Richtwert kannst Du aber auch jetzt sofort mit einem Taschenrechner berechnen. Benutze hierfür die wissenschaftlich anerkannte Harris- Benedikt- Formel. Obwohl bereits 1918 entwickelt, hat sich diese Art der Berechnung über die Jahrzehnte bewährt. Sie ist auch heute die Grundlage für alle Kalorienrechner, die Du beispielsweise im Internet findest.

Dies ist die Formel für Frauen:

655,1 + (9,6 * Körpergewicht in kg) + (1,8 * Körpergröße in cm) – (4,7 * Alter in Jahren) = Grundumsatz

Um den Rechenweg zu veranschaulichen, hier ein Beispiel:

Du bist 29 Jahre alt, wiegst 70 kg und bist 172 cm groß:

655,1 + (9,6 x 70 kg) + (1,8 x 172 cm) – (4,7 x 29 Jahre)

655,1 + 672 + 309,6 - 136,3

→ 1500

6. Der PAL- Faktor

Selbst wenn Du also den ganzen Tag nur faul auf dem Sofa liegst und nur hin und wieder zur Fernbedienung greifst, verbrennt Dein Körper 1500 Kalorien.

Da Du dies aber vermutlich nicht tust, ist es wichtig, den sogenannten PAL (PhysicalActivity Level)- Faktor hinzuzuziehen. Dieser bemisst sich nach Deinen alltäglichen körperlichen Aktivitäten und wird mit Deinem Grundumsatz multipliziert.

Aktivität	**PAL**
Schlafen	0,95
Nur Liegen und Sitzen	1,2
Sitzende Tätigkeit und wenig oder keine körperliche Betätigung, z.B. Büroarbeit	1,4 -1,5
Sitzende Tätigkeit mit zeitweiser Bewegung, z.B. Studierende, Kraftfahrer, Laboranten	1,6 – 1,7
In erster Linie gehende oder stehende Tätigkeit, z.B. Kellner, Hausfrau, Handwerker	1,8 – 1,9
KörperlichanstrengendeTätigkeit	2,0 – 2,4

Wärst Du in unserem Beispiel nun Sekretärin, müsstest Du Deinen Grundumsatz mit 1,4 multiplizieren und erhieltest einen Kalorienwert von 2100. Als vielbeschäftigte Gärtnerin würdest Du einen Wert zwischen 2,0 und 2,4 wählen, zum Beispiel 2,2:

2,2 x 1500 = 3300

Das ist ganz schön viel? Richtig! Schließlich arbeitet niemand 24 Stunden am Tag, errechne für den Multiplikator also einen Mittelwert:

8 Stunden Schlaf – 8 Stunden Arbeit – 8 Stunden mittlere Tätigkeit

(0,95 + 2,2 + 1,6)/3 = 1,58

Der Umsatz der Gärtnerin liegt täglich also bei ungefähr 2250.

7. Der Leistungsfaktor

Da Dein Leben aber nicht nur aus Arbeit besteht, ist es wichtig, auch die Kalorien hinzuzufügen, die Du möglicherweise beim Sport verlierst. Diese variieren stark, je nach Gewicht, Sportart und Intensität, informiere Dich auch hierrüber gesondert. In unserem Beispiel verbrennst Du, wenn Du spazieren gehst, in 15 Minuten 62 Kalorien und 158 Kalorien bei einer Viertelstunde Brustschwimmen. Wieviel auch immer bei Dir zusammenkommt, addiere die Summe zu dem bisher errechneten Wert. Jetzt hast Du Deinen täglichen Gesamtumsatz, an dem Du Dich orientieren kannst.

Dieser Gesamtumsatz ist der Kalorienwert, den Du täglich zu Dir nehmen solltest, wenn Du Dein Idealgewicht hast und weder ab- noch zunehmen möchtest.

8. Das Kaloriendefizit

Da Du dieses Buch nicht in der Hand hättest, wenn Du Dich an diesem Punkt befinden würdest, musst Du diesen Kalorienwert unterbieten, d.h., weniger Kalorien zu Dir nehmen, als Du verbrennst.

Mein Tipp: Setze Dein Kaloriendefizit nicht höher als 500 an, wenn Du langfristig und gesund abnehmen willst. Nur so kannst Du den Jojo- Effekt vermeiden. Unsere Beispielgärtnerin würde nun anstelle der täglichen 2250 Kalorien nur noch 1750 Kalorien zu sich nehmen, bei der Sekretärin wären es nochmal deutlich weniger.

Auf diese Art verlierst Du pro Woche ca. 0,5 kg. Dies klingt erstmal nicht viel, dafür kann ich Dir versichern, dass das Ergebnis von Dauer ist und Du Deinen Körper keinen übermäßigen Strapazen aussetzt.

Aber Vorsicht: Umso mehr Gewicht Du verlierst, umso niedriger wird Dein Grundumsatz und somit auch der Gesamtumsatz. Berechne deshalb die oben beschriebenen Werte am besten einmal pro Woche anhand Deines aktuellen Gewichts neu. Nur so kannst Du sicherstellen, dass sich in Deiner Kalorienbilanz ein Defizit von ca. 500 befindet.

Orientiere Dich, sobald Du Dein Idealgewicht erreicht hast, wieder an Deinem Gesamtumsatz. So stellst Du Deinem Körper genau die Menge an Energie zur Verfügung, die er täglich benötigt.

Kein Sport ist Mord

„Nosports" sagte einst der britische Premierminister Winston Churchill und fuhr damit für Außenstehende vielleicht gar nicht mal so schlecht – aber Herzattacken, Schlaganfällen und sein immenses Übergewicht waren die eigentliche Realität von „Nosports".

Durch die Berechnung Deines Kalorienbedarfs weißt Du bereits, dass das Abnehmen auch ohne Sport mögliche ist: Unterschreitest Du den Gesamtumsatz, hat Dein Körper keine andere Wahl als seine Reserven zu verbrennen. Leider freut sich Dein innerer Schweinehund aber zu früh, wenn er sich nun zufrieden grunzend zurücklehnt: Hauptverbrennungsmotor Deines Körpers sind nämlich die Muskeln. Isst Du einfach nur nicht mehr ausreichend, führt dies zum Rückgang Deiner Muskelmasse. Das sieht im Ergebnis nicht nur ziemlich unschön aus, sondern steht dem effektiven Abnehmen auch komplett entgegen.

Also noch einmal ganz klar: Sport unterstützt Deinen Abnehmprozess nicht nur, er ist unerlässlich! Durch regelmäßige sportliche Betätigung baust Du Kraft und Muskulatur auf. So sorgst Du dafür, dass Dein Körper gesund und straff ist und feuerst Deine Fettverbrennung an.

Das ist nur der eine positive Effekt. Der andere, ebenso wichtige ist, dass es Deinem Körper und Deiner Seele guttut, gefordert zu werden. Stell Dir nur kurz zwei Löwinnen vor: Die eine befindet sich in einem Käfig im Zoo, gut umsorgt und bestmöglich gehalten. Die andere legt täglich Dutzende Kilometer in der Savanne zurück, klettert auf Bäume, jagt ihre Beute. Zweifellos ist es die zweite Version, die uns artgerecht erscheint. Das Tier braucht Bewegung und nicht wenige Quadratmeter auf denen es nur stumpf hin- und her tigert. Auch wenn Du dies an diesem Zeitpunkt vielleicht noch nicht so siehst: Auch Dein Körper hat Bedürfnisse und hat es verdient, dass Du diese befriedigst. Laste Dich durch intensive sportliche Betätigung aus. So ermöglichst Du Dir einen guten Schlaf und lässt Zipperlein wie Verspannungen oder Kurzatmigkeit verschwinden.

Sport aktiviert in unserem Gehirn Zentren, die Endorphine, die sogenannten Glückshormone aussenden. Wenn wir uns ordentlich ausgepowert und unsere selbstgesetzten Ziele erreicht haben, schlägt unser Belohnungssystem Purzelbäume und flutet uns mit einem absoluten Stimmungshoch.

Fest steht also: Sport macht schön und glücklich, wenn man ihn richtig angeht. Ach ja, Churchill starb im hohen Alter von 91 Jahren. Es geht also schon auch ohne Sport. Eines seiner letzten überlieferten Zitate lautet allerdings: "Ich bin ein Wrack, das nur noch- atmet und ausscheidet"!

Ich hoffe, Du bist nun bereit, Deine Fettverbrennung anzukurbeln und Deinen Körper zu straffen. Solltest Du Dich bisher eher zurückgehalten haben, was die sportliche Betätigung angeht, ist das nicht schlimm: Es ist jederzeit möglich, Deinen Lifestyle zu verändern und in Topform zu kommen. Wichtig hierbei ist:

Setz Dich nicht zu sehr unter Druck!

Bleib konsequent am Ball!

Sport soll keine Folter darstellen, sondern Spaß machen. Probiere also am Anfang ruhig mehrere Sportarten und -kurse aus. Finde heraus, was Dir persönlich am meisten bringt. Ob Du Dich nun für Ballett oder Kampfsport entscheidest, Dich eher von Volleyball oder Klettern angesprochen fühlst, erlaubt ist, was gefällt. Jegliche sportliche Aktivität wird Dich Deinem Ziel näherbringen und Dir zudem neue Bekanntschaften und viele Erfolgserlebnisse bieten. Denke immer daran, dass Sport nicht nur dazu dient, den Körper zu stählen, sondern einen extrem bereichernden Aspekt Deines Lebens darstellen kann. Du musst Dich nurdaraufeinlassen!

9. TrainierenimFitnessstudio

Wer abnehmen möchte, ist durchaus gut beraten, sich in einem Fitnessstudio anzumelden. Hier stehen Dir viele Möglichkeiten zur Verfügung, Deine Fettverbrennung gezielt anzukurbeln und Deinen Körper zu definieren. Mach Dir allerdings bevor Du einen Vertrag unterschreibst, ein paar Gedanken über das Studio, in dem Du von nun an einiges an Zeit verbringen wirst:

Puristisches Training oder Luxustempel?

Gerade in Großstädten ist das Angebot von Fitnessstudios mittlerweile beinah unüberschaubar geworden. Auf der einen Seite der Skala findest Du Discountketten, die Trainingspreise unter 20 € monatlich anbieten. Das andere Ende ist preislich offen, hier sind 150 € monatlich für Kurse, Geräte, Spa und exklusives Ambiente keine Seltenheit. Überlege Dir, was Dir wichtig ist: Möchtest Du einfach nur Dein Training absolvieren und interessierst Dich nicht sonderlich für die Umgebung? Oder gehört ein Gang in die Sauna und eine Rundum-Betreuung für Dich einfach dazu?

Das Klientel

In Fitnessstudios ist es wie überall auf der Welt, wo wir mit anderen Menschen zusammentreffen, die zufällig das Gleiche tun wie wir: Es kann nett werden oder nicht. Da Du Dich beim Trainieren wohlfühlen musst, überlege bei der Wahl Deines Fitnessstudios, ob und wenn ja welche sozialen Kontakt Du aufbauen möchtest. Kurse bieten Dir die Möglichkeit, neue Leute kennenzulernen und in einer Gruppe motiviert zu werden. Wenn Du eher Deine Ruhe haben möchtest und es Dir möglich ist, geh am besten vormittags oder am frühen Nachmittag trainieren. Zu diesen Zeiten leisten Dir vermutlich nur ein paar Rentner, Hausfrauen und Studenten Gesellschaft. Wenn Du mehr Trubel magst und vielleicht Ausschau nach gutgebauten Körpern halten möchtest, bist Du in den Abendstunden besser aufgehoben.

Die Geräte

Fitnessstudios bieten eine große Bandbreite, was ihre Trainingsgeräte anbelangt, Deine Ziele erreichen kannst Du aber mit den neuesten High- Tech Geräten mit Touchpad umgeben von feinsten Entertainment ebenso gut, wie in der klassischen Muckibude mit Stahl und Eisen. Überzeuge Dich in jedem Fall aber von der Qualität und dem Zustand der Geräte. . Achte darauf, dass das Studio, egal in welcher Preisklasse, sauber und gepflegt ist. Wer nicht in der Lage ist, Spinnweben aus den Ecken zu entfernen, legt möglicherweise auch keinen gesonderten Wert auf die regelmäßige Wartung seiner Geräte. Das kann unter Umständen lebensbedrohliche Folgen haben.

Der Zeitfaktor

Überlege Dir vorher, wieviel Zeit Du für das Training einplanen kannst und willst. Entwickle eine gewisse Routine in Bezug auf die Trainingszeiten, dies nimmt deinem Schweinehund den Wind aus den Segeln. Am besten ist es, wenn Dein Studio für Dich gut erreichbar ist, ob zu Fuß, mit dem Fahrrad oder mit dem Auto. Wenn Du länger als zehn Minuten zum Training unterwegs bist, kann schon der Weg zum Motivationshindernis werden.

Das Training

Der absolute Fettkiller ist das Ausdauertraining, das Du beim Joggen oder Schwimmen, bei Mannschaftssportarten oder auch im Kardiobereich eines Fitnessstudios absolvieren kannst. Obwohl Du hierbei natürlich auch Deine Muskeln trainierst, verbesserst Du vor allem Deine Ausdauer und trägst zur optimalen Unterstützung Deines Stoffwechsels bei.

Wie der Name schon sagt, geht es um Ausdauer, also die Fähigkeit, sich über längere Zeit anstrengen zu können ohne einen Kollaps zu erleiden. Schätze Dich und Deinen momentanen Trainingsstand richtig ein und betreibe ein dementsprechendes Workout. Vielleicht erscheint Dir die niedrigste Stufe des Crosstrainers in den ersten fünf Minuten wie ein Witz, nach 25 sieht das aber möglicherweise schon ganz anders aus. Deshalb gilt:

Fang langsam an und steigere Dich dann „step-by- step".

Ein Beispiel: Beim schnellen Joggen verbrennst Du ca. 800 Kalorien pro Stunde, langsamer sind es „nur" 600 im gleichen Zeitraum. Schätzt Du Dich falsch ein, bist Du nach 20 Minuten zügigem Lauf fertig mit der Welt und Deinem Training. Mehr als 250 Kalorien verbrennst Du auf diese Weise nicht. Schätzt Du Dich aber richtig ein und wählst von Anfang an ein moderates Lauftempo, kannst Du problemlos eine Stunde durchhalten. Dann winken die vollen -600 Kalorien als Belohnung.

Investiere, wenn Du gerade erst beginnst, in der Woche mindestens 150 Minuten in das Ausdauertraining. Ob Fahrrad, Joggen, Rudermaschine oder Schwimmen, wähle Tempo und Intensität immer so, dass Du mindestens eine halbe Stunde am Stück am Ball bleiben kannst.

Auch Kraftsport kann Dich auf Deinem Weg zu einem neuen Körper (-gefühl) bestens unterstützen. Keine Sorge, wenn Du nicht aktiv daraufhin arbeitest, wirst Du nicht über Nacht zum Muskelprotz. Im Gegenteil: Nur, wenn Du deutlich mehr Kalorien zu Dir nimmt, als es der Gesamtkalorienbedarf vorsieht, wandeln sich diese, durch Krafttraining, in zusätzliche Muskelmasse um. Wenn Du Dich im Abnehmprozess befindest, nutze das Krafttraining, um Deine Muskeln so zu stimulieren, dass sie die Fettverbrennung weiter anregen. Das Krafttraining hilft Dir, bestimmte Bereiche Deines Körpers zu definieren und straffen, was bei deutlichem Gewichtsverlust ästhetisch ratsam ist.

Doch auch hier gilt: Immer langsam mit den jungen Pferden:

Lass Dich von einem Trainer an den Geräten gut einweisen, denn Fehler können hier schnell zu ernsthaften Schäden führen.

Achte, wie überall, auf die Signale Deines Körpers: Fordere, aber überfordere ihn nicht.

Setze Dir vernünftige, erreichbare Ziele, diese kannst Du Stück für Stück erhöhen.

Halte Dich im Training an diese Vorgaben und ich verspreche Dir, dass Du binnen kürzester Zeit enorme Erfolge erzielst.

Kapitel 3

Do`s and Don`ts

Jetzt hast Du die beiden wichtigsten Werkzeuge an der Hand um ernsthaft und langfristig Gewicht abzubauen.

Ja, wie zu erwarten geht es um Deine Ernährung und Deine Bewegung: Führe Dir weniger Kalorien zu als Du verbrauchst, iss bewusst und wertvoll und bewege Dich regelmäßig.

Alles gute Ansätze und eigentlich auch plausibel. Warum aber war es bisher so schwierig, Dich dementsprechend zu verhalten?

Wir alle haben unsere Gründe, wenn wir mit dem was wir im Spiegel sehen, nicht zufrieden sind. Es stellt sich allerdings immer die gleiche Frage:

Bist Du mit Deinem Körper unzufrieden, weil er nicht dem Ideal entspricht, Deiner Vorstellung von Schönheit? Oder schätzt Du Dich und somit Deinen Körper nicht genügend wert, um ihn so zu behandeln, dass er schön und gesund sein darf?

Die Frage nach dem Huhn und dem Ei könnte nicht schwerer zu beantworten sein. Wer sich selbst nicht mag, gönnt sich nicht, attraktiv und glücklich zu sein und wer den Blick in den Spiegel scheut, weil er sich nicht attraktiv fühlt, wird sich weiter zurückziehen. Dann wird der angebliche Grund für das schlechte Selbstwertgefühl, der eigene Körper, weiter gefüttert.

Es ist nun an Dir, diesen Kreislauf zu durchbrechen und Deinem Körper und damit Deinem ganzen Ich, mit einer neuen Einstellung entgegenzutreten. Gestehe Dir zu, schön und attraktiv zu sein, vermeide selbstzerstörerisches, ungesundes Verhalten und gönne Dir die Glücksgefühle, die der Erfolg mit sich bringt.

Traue Dir zu, dass Du durchhalten kannst und dann tu es.

Da ich weiß, dass all das einfacher klingt, als es sich umsetzen lässt, möchte ich Dir noch einige Tipps mit auf den Weg geben:

10. Schlafistwichtig!

Studien haben ergeben, dass Menschen, mit Schlafdefizit häufiger an Übergewicht leiden, als Menschen, die ausreichend schlafen. Der genaue Grund ist bislang nicht bekannt, man geht davon aus, dass das Sättigungshormon Leptin bei mangelhaften Schlafphasen nicht ausreichend ausgeschüttet wird und es deshalb vermehrt zu Hungerattacken kommen kann. Es gibt aber auch noch eine einfachere Erklärung: Wer schläft, kann nicht gleichzeitig essen.

11. Ventilefinden!

Stress ist der Hauptgrund vieler Erkrankungen und oft auch für Übergewicht verantwortlich. Wer unter beispielsweise beruflich stark Druck steht, neigt oft dazu, im Vorbeigehen irgendetwas zu essen, was seinem Körper nicht guttut. Auf der anderen Seite stellt für viele Leute mit Übergewicht das Essen einen Ausgleich zu stressigen Situationen dar: Ob als Belohnung, Flucht oder Trost, die Nahrungsaufnahme wird auf ungesunde Weise zum Ventil für Gefühle, die anders nicht kanalisiert werden. In solchen Fällen ist es wichtig, andere Wege zu finden, mit Stress umzugehen. Yoga und Meditation haben sich über Jahrtausende bewährt, um die innere Mitte wiederzufinden, aber auch kreative Tätigkeiten wie Malen oder Schreiben helfen uns dabei, inneren Druck abzulassen. Finde heraus, was es Anderes als das Essen für Dich geben kann um überfordernde Situation zu verarbeiten. Finde zudem heraus, welche Faktoren Stress bei Dir auslösen und wie Du diese abwenden kannst.

12. Bewusst sein!

Egal, was Du tust, tu es mit ganzem Herzen. Das gilt fürs Essen ebenso wie für alles Andere in Deinem Leben. Wenn Du hungrig bist, iss. Wenn Du durstig bist, trink. Wenn Du traurig bist, lass Dich trösten. Wenn Du unruhig bist, verausgabe Dich. Wenn Dir langweilig ist, finde etwas, was

Dich erfüllt. Aber vor allem: Lerne, zu unterscheiden.

13.   Genießen!

Dein Körper sendet Dir Signale und wenn Du Dich momentan in einer physischen Verfassung befindest, die Dir nicht gefällt, hast Du seine Signale eine Zeit lang nicht richtig verstanden. Jetzt ist der Punkt gekommen, wieder richtig hinzuhören. Wenn Du hungrig bist, iss. Das bedeutet „essen". Nicht „essen und fernsehen und Facebook checken".

14.   Qualität!

Mach Dir klar, was Du Deinem Körper an Nahrung wirklich zuführen möchtest. Fertigprodukte, Fast Food und Softdrinks stecken nicht nur voller überflüssiger Dickmacher sondern enthalten auch jede Menge Stoffe, deren Namen wir nicht mal aussprechen können. Zumeist gesund und kalorienärmer hingegen sind unverarbeitete Produkte, wie Obst, Gemüse, Hülsenfrüchte und Nüsse. Zudem sind sie deutlich sättigender und das Selbstzubereiten wird Dir eine Extrabefriedigung verschaffen.

15.   Laster ablegen!

Alkohol ist einer der stärksten Feinde des gesunden schlanken Körpers. Nicht nur schädigt er Organe und Gefäße, er steckt auch voller

Kalorien. So schlägt beispielsweise ein kleines Glas Sekt schon mit 100 Kalorien zu Buche, bei Cocktails sind 500 Kalorien keine Seltenheit. Doch damit nicht genug: Solang der Körper damit beschäftigt ist, den Alkohol abzubauen, ist die Fettverbrennung so gut wie lahmgelegt. Zudem führt übermäßiger Alkoholkonsum im Nachklang meist zu einem gesteigerten Bedürfnis nach fettigem Essen, was wieder unnötige Kalorien in Deiner Bilanz bedeutet.

Last but not least: Nicht übertreiben!

Das Wichtigste auf dem Weg, der nun vor Dir liegt, ist, Dich nicht zu sehr unter Druck zu setzen! Dein Idealgewicht zu erlangen und zu halten ist nichts, was Du mit einem Gewaltmarsch erreichen kannst. Im Gegenteil: Gib Dir Zeit und überlege Dir genau, welche Ziele für Dich realistisch sind. Niemandem ist geholfen, wenn Du nach einiger Zeit frustriert feststellst, dass das alles so nicht klappen kann und das gesamte Vorhaben abbrichst. Es gibt keinen Grund, päpstlicher als der Papst zu sein: Wenn Du Dein Ziel fest im Blick hast und dennoch mal nicht auf die Schokolade verzichten möchtest, ist das okay. Sei Dir aber zu jeder Zeit Deiner Entscheidungen bewusst und triff sie mit ganzem Herzen.

So wie hoffentlich die Entscheidung, Deinem Leben nun die richtige Wendung zu geben.

Fazit

Sich selbst anzunehmen und wertzuschätzen ist nicht immer leicht, gerade wenn der Blick in den Spiegel uns nicht gerade Jubelrufe entlockt. Ich hoffe, dieses Buch gibt Dir die richtige Hilfestellung, um Dein Leben jetzt in die Hand zu nehmen. Akzeptiere, dass genau dies DEIN Körper ist und Du in diesem Leben keinen anderen mehr bekommst. Geh also sorgsam mit ihm um!

Die gute Nachricht: Du kannst mit Deinem Körper sehr viel machen und ihn so verändern, dass Du Dich mit ihm wohlfühlst. Hoffentlich verbringt ihr noch viele Jahre miteinander, mach Dir also klar, dass Du diese Veränderungen MIT Deinem Körper vollziehen musst und nicht gegen ihn. Quäle ihn weder mit vorgetäuschten Hungersnöten noch mit ungesunden Nahrungsmitteln, die ihn verfetten lassen. Laste ihn aus, ohne ihn zu überlasten. Gib ihm und Dir die Möglichkeit, Eure ganz persönliche Bestform zu erreichen. Dann wird er sich bedanken und nicht nur schön und schlank, sondern auch gesund und fit sein. Er wird Dich mit neuer mentaler Energie ausstatten und Dich mit einem Selbstvertrauen belohnen, das Dein gesamtes Leben positiv beeinflussen wird. Versprochen!

Ich wünsche Dir alles Gute auf Deinem Weg. Glaub an Dich!

Bevor es nun weitergeht, möchte ich dir noch ein weiteres Ebook schenken. Bitte wundere dich nicht, in dem nächsten Ebook habe ich die Anredeform „Sie" verwendet.

Stoffwechsel beschleunigen –

Diese Fehler müssen Sie vermeiden

Vorweg einmal

Die Tage werden länger und die Bikinisaison rückt täglich näher.

Also wird es allmählich Zeit, dass wir uns um unsere Figur kümmern. Abnehmen ist für viele ein großes Dilemma und oft mit unschönen Erinnerungen verbunden. Diäten bedeuten meistens Einschränkungen und viele empfinden Sport einfach als zeitraubend und öde.

Wenn man allerdings ein paar Dinge beachtet, dann kann Abnehmen ganz einfach und unkompliziert sein.

Aber was genau ist Abnehmen eigentlich? Muss man deshalb weniger essen? Die Antwort ist „jein". Natürlich sollte man nicht tägliche XXL-Portionen zu sich nehmen, aber wenn man den Stoffwechsel beschleunigt, heißt das, dass man trotzdem relativ normal essen kann, solange der

Körper genug verbrennt. Also lautet die Frage nicht „welche Diät muss ich mir antun?", sondern „wie kann mein Körper mehr Kalorien verbrennen?"

Ein schnellerer Stoffwechsel heißt, dass der Körper mehr Fett verbrennt. Das bedeutet nicht nur Abnehmen, sondern auch mehr Vitalität und eine höhere Lebenserwartung! Die Anregung des Stoffwechsels durch die richtige Ernährung und Bewegung verringert die Ablagerung von Giftstoffen im Körper und sorgt außerdem für gute Laune. Genau das Richtige für den Sommer!

Ganz einfach erklärt ist unser Stoffwechsel dafür verantwortlich zu entscheiden, welche Dinge, die wir essen für den Körper nützlich sind und welche unnütz sind und ausgeschieden werden sollen. Die nützlichen Lebensmittel werden zerkleinert und über das Blut in die einzelnen Körperzellen transportiert und verteilt. Das Ergebnis ist, dass wir mit Energie versorgt werden, um uns zu wärmen und zu bewegen und dass wir wachsen und zunehmen. Aufgrund der Evolution und der Tatsache, dass die Menschen früher sich sehr viel mehr bewegt haben, als heutzutage, ist der Stoffwechsel bei den meisten Leuten so eingerichtet, dass immer etwas Vorratshaltung betrieben wird. Das heißt also, dass wir dazu neigen, Fettpolster zu bekommen, wenn wir uns weniger bewegen und somit weniger Energie verbrennen.

Wie funktioniert das alles? Im Grunde genommen basiert die Stoffwechselanregung auf zwei Bausteinen: der richtigen und ausgewogenen Ernährung, sowie ausreichend Bewegung. Dies sorgt in unserem Körper für ein natürliches Gleichgewicht und der vermehrten Verbrennung von Fettzellen. Wenn man dabei ein paar gängige Fehler vermeidet, kann man ganz einfach abnehmen und trotzdem ab und zu von der Schokolade naschen. Wir haben für Sie die häufigsten Fehler gesammelt, die Sie vermeiden sollten, wenn Sie den Stoffwechsel Ihres Körpers beschleunigen wollen.

Fehler 1: Fettreduzierte Produkte

Natürlich sollten Sie auf frittierte Lebensmittel verzichten und zu viel Fett ist auf keinen Fall gut für Sie, speziell wenn Sie Ihren Stoffwechsel beschleunigen wollen. Aber seien Sie lieber vorsichtig, wenn es um fettreduzierte „light" Produkte geht, denn fettarme Produkte sind nicht gleich kalorienarm. Ganz im Gegenteil. Nehmen Sie sich mal die Zeit und schauen Sie durch das Regal in Ihrem örtlichen Supermarkt. Sie werden schnell feststellen, dass beispielsweise der Joghurt mit Vollfettanteil eine kleinere Portion ist und somit weniger Kalorien hat oder dass der Halbfettkakao mehr Zucker enthalten kann und am Ende mit viel mehr Kalorien zu Buche schlagen kann, als für einen Snack sinnvoll wäre. Das liegt daran, dass Fett ein Geschmacksträger ist, deshalb müssen

Halbfettprodukte den Mangel an Geschmack mit Zucker oder anderen Zusatzstoffen ausgleichen. Essen Sie also lieber eine kleine Portion der Vollfettversion, als eine große der „light"-Version.

Es kommt auch darauf an, welche Arten von Fetten Sie essen. Seien Sie sparsam mit den tierischen Fetten, vor allem, wenn es um Fleisch geht.

Öle sind natürlich Fett, aber manche Öle enthalten viele einfach und mehrfach ungesättigte Fettsäuren, die unser Körper braucht.

So enthält Kokosöl beispielsweise sogenannte Triglyceride, eine Fettart, die nur in sehr wenigen Ölen vorkommt, aber sehr gesund ist. Triglyceride sind speziell, da sie vom Körper nicht als Fett angesehen werden. Sie werden noch vor den Proteinen verbrannt und sie werden nicht vom Körper in den Fettvorrat eingelagert. Außerdem senken sie den Cholesterinspiegel, unterstützen die Aufnahme von wichtigen Stoffen, wie Calcium und Magnesium und treiben den Stoffwechsel an.

Da Kokosöl hitzestabil ist, können Sie es gut zum Braten und Kochen verwenden.

Wenn Sie Öl kaufen, egal welcher Art, sollten Sie am besten immer kaltgepresstes und biologisches Öl in Glasflaschen kaufen. Erhitzte und industriell behandelte Öle sind anders und können Ihren Stoffwechsel verlangsamen.

Fehler 2: Zu viel Sport

Ja, man kann zu viel Sport treiben. Fragen Sie einfach mal Athleten: keiner von denen ist als solcher geboren worden und alle mussten irgendwann mal ganz klein anfangen. Und jeder Athlet weiß auch, dass Pausen und Ruhe mindestens genauso wichtig sind, wie das Training. Ähnlich wie beim Essen geht es beim Sport eben um das richtige Maß!

Wer bisher keinen Sport trieb, sollte sich nicht sofort beim nächsten Marathon oder Radrennen anmelden. Es kann ganz einfach sein, von großen Zielen zu träumen, aber bitte überwältigen Sie sich nicht! Setzen Sie sich kleine Ziele, von denen Sie wissen, dass sie absolut realisierbar sind. Wenn eines der Ziele erreicht ist, wird es abgehakt und es geht weiter zum nächsten kleinen Ziel. Am Ende eines Halbjahres oder Jahres können Sie dann zurück schauen und werden feststellen, dass Sie doch ganz viel erreicht haben.

Beim Sport ist es wichtig, dass man den richtigen Sport findet. Es muss Spaß machen, ob Sie letztendlich Talent haben der nicht, ist egal!

Versuchen Sie also erst mal verschiedene Sportarten und testen Sie sich. Wenn Sie etwas gefunden haben, das Ihnen Spaß macht, bleiben Sie dabei. Nun geht es darum, sich diese kleinen Ziele zu setzen. Man sollte nicht jedes Mal mit einem großen Muskelkater nach Hause kommen, das tut dem Körper nicht gut und man kann dabei leicht den Mut verlieren.

Erstellen Sie sich am besten einen Trainingsplan mit den realisierbaren Zielen, den Sie alle zwei Wochen steigern. Nehmen wir an, Joggen ist die Sportart, die Sie für sich gefunden haben. Sie können langsam anfangen mit 10 Minuten gehen 10 Minuten joggen und dann wieder 10 Minuten gehen. Nach zwei Wochen steigern Sie sich zu 10 Minuten joggen, 10 Minuten gehen und dann nochmal 5 Minuten joggen und 5 Minuten gehen. Nach zwei weiteren Wochen versuchen Sie, 15 Minuten am Stück zu joggen. Danach 20 Minuten usw. Joggen Sie nicht jeden Tag, sondern nur zwei bis drei Tage in der Woche und erlauben Sie Ihrem Körper an den anderen Tagen, sich zu erholen. Speziell, wenn Sie eine Sportart noch nie betrieben haben, kann es eine Weile dauern, bis sich die Muskulatur und die Gelenke an die neuartigen Bewegungen gewöhnt haben.

Setzen Sie sich nicht unter Erfolgsdruck! Das Wichtigste beim Sport ist der Spaß, sonst geben Sie es ganz schnell wieder auf. Es kommt nicht drauf an, wie schnell Sie laufen und wie weit. Die Fettverbrennung funktioniert am besten, wenn Sie sich für mindestens eine halbe Stunde bewegen und dabei ins Schwitzen kommen.

Gehören Sie zu den Leuten, die sich trotz allem alleine nicht genug motivieren können? Dann treten Sie einfach einer Sportgruppe bei. Es gibt in beinahe jedem Ort einen oder mehrere Sportvereine, Laufgruppen, Wandergruppen usw. Zusammen macht es immer mehr Spaß und man findet ganz leicht die nötige Motivation.

Und vergessen Sie nicht, sich für erreichte Ziele zu belohnen! Das geht ganz klein damit los, dass wenn Sie nach dem Sport nach Hause kommen, sich ein Stückchen Schokolade gönnen.

Und natürlich dürfen Sie sich langfristig damit belohnen, indem Sie neue Kleidung kaufen, die nun auf einmal eine Größe enger ausfällt!

Wenn Sie das Thema noch weiter interessiert, können Sie in dem Amazon Bestseller Buch „Stoffwechsel beschleunigen" weiter lesen.

Stoffwechsel beschleunigen:
http://amzn.to/2mciZqo

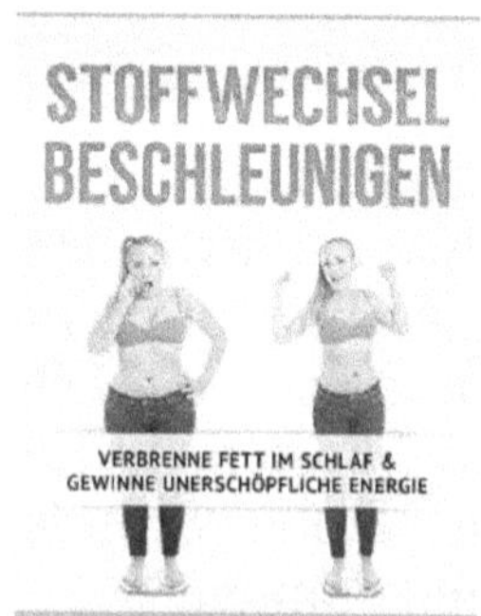

Oder auch unsern Amazon Bestseller: „Fett verbrennen am Bauch": http://amzn.to/2ng0frH

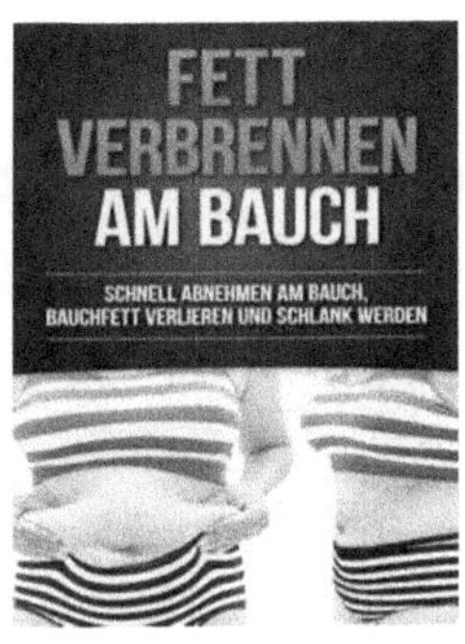

Kostenlose Rezepte

Und denken Sie daran, sich die kostenlose Rezepte zu holen. Dort finden Sie leckere Alltagsrezepte als Low Carb Variante.

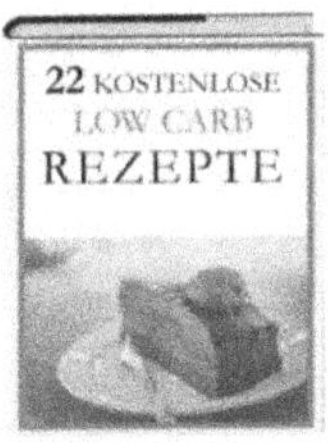

www.abnehmen-online-tipps.de

Resources

(https://www.lifaa.de/gesundheit-und-essen/warum-frauen-schwerer-abnehmen-als-m%C3%A4nner-und-was-man-dagegen-tun-kannn/

http://www.cosmopolitan.de/abnehmen-ist-eine-frage-des-geschlechts-warum-nehmen-maenner-leichter-ab-als-wir-64654.html

http://www.womenshealth.de/fitness/workouts-trainingsplaene/gesund-und-schnell-abnehmen.17020.htm#1

Impressum

Text: Copyright © 2017 by Marie Stern

Impressum und Verlag: Marie Stern c/o
Papyrus Autoren-Club, R.O.M. Logicware
GmbH Pettenkoferstr. 16-18, 10247 Berlin

Alle Rechte vorbehalten.

Nachdruck oder Kopieren, auch
auszugsweise, ist ohne Erlaubnis des Autors
nicht gestattet.

Cover-Foto: © Fortyforks/
https://www.shutterstock.com/image-photo/avocado-spinach-smoothies-glass-597793541?src=io7JEsp3OwTIr9AX9YcA6w-1-0

Wichtiger Hinweis:

Die in diesem Buch enthaltenen
Informationen dienen ausschließlich
informativen Zwecken und dürfen unter

keinen Umständen als Ersatz für eine professionelle Beratung oder Behandlung durch ausgebildete und anerkannte Ärzte angesehen werden. Diese beinhalten keinerlei Empfehlungen bezüglich bestimmter Diagnose- oder Therapieverfahren. Die Inhalte dürfen niemals als eine Aufforderung zur Selbstbehandlung oder als Grundlage für Selbstdiagnosen und -medikation verstanden werden. Die Informationen spiegeln lediglich die Meinung des Autors wieder. Der Autor übernimmt für die Art oder Richtigkeit der Inhalte keine Garantie, weder ausdrücklich noch impliziert.

Sollten Inhalte des Buches gegen geltendes Recht verstoßen, dann bittet der Autor um umgehende Benachrichtigung. Die betreffenden Inhalte werden dann umgehend entfernt oder geändert.

Haftung für Links

Das Buch enthält Links zu externen Webseiten Dritter, auf deren Inhalte wir keinen Einfluss haben. Deshalb können wir für diese fremden Inhalte keine Gewähr übernehmen. Für die Inhalte der verlinkten Seiten ist stets der jeweilige Anbieter oder Betreiber der Seiten verantwortlich. Die verlinkten Seiten wurden zum Zeitpunkt der Verlinkung auf mögliche Rechtsverstöße überprüft. Rechtswidrige Inhalte waren zum Zeitpunkt der Verlinkung nicht erkennbar. Eine permanente inhaltliche Kontrolle der verlinkten Seiten ist jedoch ohne konkrete Anhaltspunkte einer Rechtsverletzung nicht zumutbar. Bei Bekanntwerden von Rechtsverletzungen werden wir derartige Links umgehend entfernen.